Inhaltsverzeichnis

1. Einleitung

Viele Menschen in westlichen Industrienationen leben in einem ständigen Überfluss, welcher etliche Lebensbereiche dominiert. So hat die wachsende Lebensmittelbranche einen entscheidenden Einfluss auf das Essverhalten, deren konkrete Auswirkungen sich am stetig wachsenden Prozentsatz übergewichtiger Menschen in westlichen Ländern zeigen. Ein hoher Anteil jener Menschen, die mit Übergewicht zu kämpfen haben, ist um eine Gewichtsreduktion bemüht. Diese Bemühungen verlaufen oft ins Leere, wie sich in Erfahrungsberichten, Studien und oft auch aus eigener Praxiserfahrung zeigt. Nun stellen sich folgende Fragen: Warum scheitern Diäten? Was hindert Menschen an einem erfolgreichen Gewichtsverlust? Woher kommt das, nicht biologisch notwendige, Verlangen nach Essen?

Diese Lektüre geht jenen Fragen nach. Die Basis der Vorgehensweise bildet eine intensive Literaturrecherche. In einem ersten Schritt wird die aktuelle Situation in Industriestaaten aufgezeigt und die Idealvorstellungen im Laufe der Zeit werden anhand anschaulicher Beispiele in zwei Zeitspannen der Geschichte verglichen.

Im Kern des Buches wird auf Gründe für das Scheitern beim Abnehmen eingegangen. Eine wesentliche These in diesem Zusammenhang stellt die Theorie des „gezügelten Essens" dar, die näher erläutert wird und auf deren Basis das Phänomen der Essanfälle erklärt wird. In weiterer Folge wird der Einfluss und die Bedeutung der Emotionen für das Essverhalten beschrieben. Anschließend wird das Thema von einem neuropsychologischen Ansatz erarbeitet, der nochmals stark verdeutlicht, dass der Erfolg der Gewichtsreduktion von einigen Faktoren stark beeinflusst wird. Im Zuge der Arbeit werden Möglichkeiten der Prävention genannt, die eben das Fehlschlagen einer Diät verhindern können. Diese sind im vorletzten Kapitel, mit einem besonders praxisnahen Bezug, zusammengefasst.[1]

[1] Aus Gründen der besseren Lesbarkeit wird auf die gleichzeitige Anwendung weiblicher und männlicher Sprachformen verzichtet. Sämtliche personenbezogenen Bezeichnungen sind geschlechtsneutral zu verstehen und sollen keinesfalls eine Geschlechterdiskriminierung zum Ausdruck bringen.

2. Die aktuelle Ernährungssituation in Industrienationen

Die Bevölkerung westlicher Industrienationen lebt in einer Zeit des Nahrungsüberflusses.[2] Seit 1950[3] existiert eine „Situation des Schlaraffenlandes"[4], mit der einige Probleme in der Ernährung auftreten, welche sich in der Gewichtszunahme der Menschen in Industrienationen zeigen.[5]

Besonders drastisch äußern sich die Folgen des Wohlstands auf die Ernährungsweise in den USA. Prognosen gehen von einem enormen Anstieg an Personen mit gesundheitsbedrohendem Übergewicht aus. Sollte sich die Situation in den USA nicht ändern, wird die Hälfte der Bevölkerung bis zum Jahr 2030 fettleibig sein.[6] Bereits die jüngste Generation ist von Übergewicht betroffen. Die Rate jener Kinder, die mit Fettleibigkeit zu kämpfen haben, hat sich in den vergangenen Jahren verdreifacht.[7]

Auch in Europa gibt es mittlerweile einen alarmierend hohen Prozentsatz an Menschen, die übergewichtig oder fettleibig sind. Mittlerweile ist jeder zweite EU-Bürger zu dick.[8]

Diese Tendenz zu einer stark übergewichtigen Bevölkerung stellt für das Gesundheitssystem der betroffenen Staaten eine große finanzielle Belastung dar. Jeder übergewichtige Mensch verursacht im Gesundheitssystem 25 Prozent mehr Kosten als ein normalgewichtiger.[9]

2.1. Adipositas, Übergewicht – Definition und Begriffsbestimmung

Fälschlicherweise werden die Begriffe Übergewicht und Adipositas häufig synonym verwendet. Während im angloamerikanischen Sprachraum eine klare Differenzierung zwischen Übergewicht

---

[2] vgl. Klotter, Einführung Ernährungspsychologie, S.11.
[3] vgl. Pudel; Westenhöfer, Ernährungspsychologie, S.34.
[4] ebenda. S.34.
[5] vgl. Frey; Hoyos, Psychologie in Gesellschaft, Kultur und Umwelt, S.163.
[6] vgl. Arens-Azevêdo; Pletschen; Schneider, Ernährungslehre, S.322.
[7] vgl. ebd. S.322.
[8] vgl. ebd. S.322.
[9] vgl. ebd. S.323.

(overweight) und Adipositas (obesity) vorliegt, ist die begriffliche Unterscheidung in der deutschen Sprache weniger eindeutig.[10]

2.1.1. Body-Mass-Index (BMI)

Der BMI ist ein einfacher Index, der auf der Basis von Gewicht und Körpergröße erhoben wird und dazu dient, beim erwachsenen Menschen Über-, Unter- oder Normalgewicht festzustellen.[11] Er wird berechnet, indem das Körpergewicht in Kilogramm durch das Quadrat der Körpergröße in Metern geteilt wird.[12]

Beispielsweise hat eine Frau mit 70 Kilogramm und einer Größe von 1.70 Metern einen BMI von 24 (70 : $1{,}70^2$ = 24,22 BMI). Jene Frau ist laut der aktuellsten BMI Tabelle der Weltgesundheitsorganisation (WHO) normalgewichtig.[13]

2.1.2. Adipositas

Die Adipositas definiert sich über die Körperfettmasse[14] und wird medizinisch diagnostiziert, wenn das Übermaß an Fettgewebe die Gesundheit der betroffenen Person negativ belastet.[15] Aufgrund aufwendiger bzw. unzuverlässiger Methoden zur Bestimmung der Körperzusammensetzung wurde bei epidemiologischen Untersuchungen zur Morbidität und Mortalität nur selten der Körperfettanteil bestimmt, sondern meist nur Gewicht-Längen-Indizes herangezogen.[16]

Da die Berechnung des Fettgewebes mit hohem Aufwand verbunden ist, hat es sich in der Praxis durchgesetzt, den Body-Mass-Index zur Ermittlung von Adipositas heranzuziehen.[17] Ein Überschreiten von 30 der Richtwerttabelle des Body-Mass -Indexes klassifiziert Adipositas.[18]

2.1.3. Übergewicht

---

[10] vgl. Pudel; Westenhöfer, Ernährungspsychologie, S.93.
[11] Huber, Normalgewicht, S.17.
[12] vgl. ebd. S.17.
[13] vgl. World Health Organization, Body mass index.
[14] vgl. Wirth, Adipositas, S.7.
[15] vgl. Pudel; Westenhöfer, Ernährungspsychologie, S.93.
[16] Wirth, Adipositas, S.7.
[17] vgl. Hauner; Wirth, Adipositas, S.2.
[18] vgl. Hansen, Adipositas, S.1.

Während der Begriff Adipositas auf das Fettgewebe Bezug nimmt, beschreibt der Begriff Übergewicht ein Überschreiten des Body-Mass-Index. Hierbei wird der Anteil des Fettgewebes außer Acht gelassen und ein Richtwert für das Idealgewicht anhand der Körpergröße, dem Alter und dem Gewicht errechnet.[19]

Der amerikanische Forscher George Bray definierte 1978 einen Body-Mass-Index von 20 bis 25 als Übergewicht.[20] Aktuellere Klassifikationen hingegen ordnen Übergewicht in einen höheren BMI Bereich ein und legen Übergewicht erst ab einem BMI von über 24,9 fest.[21]

2.2. Schlankheitsideal im Lauf der Zeit

Die Bewertung des Körpergewichts und der Figur befindet sich mit der Zeit in einem ständigen Wandel. Während früher Körperfülle mit Erfolg und Wohlstand assoziiert wurde, wird sie heute mit Trägheit und Faulheit in Verbindung gebracht.

Um den Wandel des Schönheitsideales, in Bezug auf das Körpergewicht, anschaulich darzustellen, vergleicht der folgende Abschnitt die Gemälde weiblicher Personen von Peter Paul Rubens im 17. Jahrhundert mit der Idealfigur Twiggy aus dem 20. Jahrhundert.

Peter Paul Rubens (1577-1640)[22] steht für die Malerei einer ganzen Epoche, die Zeit des Barock.[23] Abgesehen von seinen einzigartigen Landschaftsgemälden, ist Rubens für die Gemälde von üppigen Frauen bekannt. Die Bezeichnung „Rubensfigur" hat sich, als Begriff für dickere Menschen, längst eingebürgert. Emile Verhaeren, ein belgischer Dichter, schrieb über Rubens Vorliebe:

„Sein Frauentypus ist ebenso gesund glühend, überquellend und fleischlich, als der Tizians fest, wollüstig, ruhend und golden, der Raffaels weich, rundlich, regelmäßig und anmutig, der Leonados zart, beunruhigend, lächelnd und geheimnisvoll war."[24]

---

[19] vgl. Hansen, Adipositas, S.1.
[20] vgl. Pudel; Westenhöfer, Ernährungspsychologie, S.93-94.
[21] vgl. World Health Organization, Body mass index.

[22] Kunsthistorisches Museum Wien, Rubens.
[23] ebd.

Das Schönheitsideal Rubens, verewigt in seinen Werken, repräsentiert die Vorstellung eines Ideals durch eine ganze Epoche. Rundliche Formen entsprachen dem Schönheitsempfinden[25] und wurden angestrebt. Jene Personen, die dem damaligen Schönheitsideal entsprachen, trugen schätzungsweise eine Kleidergröße zwischen 44 und 50.[26] Doch im bekleideten Zustand musste die Frau jedes Gramm Fett kaschieren und mit dem Korsett eine künstliche Wespentaille erzeugen.[27] Dennoch war Leibesfülle, in der Zeit des Barocks, eine direkte Darlegung des jeweiligen Status, da Nahrungsmittel, aufgrund der Knappheit, außerordentlich teuer waren.[28] Kräftigeren Menschen wurde eine höhere Tatkraft und mehr Lebensfreude nachgesagt.[29]

Mittlerweile verfolgt die Gesellschaft andere Ideale. Die „sexuelle Revolution" Ende der 1960er Jahre idealisierte Freiheit, Lust und selbstbestimmte Sexualität der Frauen.[30] Die Autorin Theresa Manitz beschreibt die Befreiung der weiblichen Sexualität als Phänomen, welches mit dem starken Wunsch eines perfekten Erscheinungsbildes einhergeht.

> *„Die weibliche Sexualität wird befreit. Die Familie verliert an Stellenwert. Aufgrund instabiler Beziehungen und dem gleichzeitigen Wunsch nach Familie und Sicherheit bekommt bei der Partnersuche und dem Erhalt bestehender Partnerschaften der weibliche Körper und sein stets perfekt gepflegtes Erscheinungsbild einen immer höheren Stellenwert. Attraktivitätsmuster gewinnen bei der Partnerwahl und dem Erhalt bereits bestehender Partnerschaften immer mehr an Bedeutung."[31]*

Zu dieser Zeit wurde das britische Model Lesley Hornby, bekannter unter dem Namen Twiggy, weltweit bekannt.[32] Ihr knochiger, hagerer Körper wurde von vielen idealisiert. Knackig, straff, schmal, glatt, fest, schlank – das sind die Körperzauberworte der 60er.[33] Seit den 1970er Jahren hat sich ein schlanker Körper als Ideal etabliert. Ein niedriges Körpergewicht wird häufig

---

[24] Verhaeren, Rubens, S.17.
[25] Zeyer, Ernährungsstile als Schönheitspraktiken, S.9.
[26] vgl. Hauner; Hauner, Übergewicht, S.15.
[27] Wolak, Soziale Macht der Schönheit, S.8.
[28] vgl. Manitz, Schönheitsbilder in Frauenzeitschriften, S.11.
[29] vgl. ebd. S.13.
[30] vgl. Wolak, Soziale Macht der Schönheit, S.10.
[31] Manitz, Schönheitsbilder in Frauenzeitschriften, S.13.
[32] vgl. Wolak, Soziale Macht der Schönheit, S.10.
[33] ebd. S.10.

angestrebt, weil die Schlankheit selbst für viele Menschen als Lebenskonzept gilt.[34] Das Schönheitsideal eines schlanken, sportlichen Körpers [...] entspricht [...] genau den Äußerlichkeiten, die seltener vorhanden sind und in der heutigen Überflussgesellschaft schwieriger erreichbar sind.[35]

Joachim Westenhöfer und Volker Pudel, beide deutsche Ernährungspsychologen, geben zu bedenken, dass die zunehmend positive Bewertung schlanker Figuren mit einer „Diskriminierung der Dicken"[36] einhergeht.

---

[34] vgl. Pudel; Westenhöfer, Ernährungspsychologie, S.148.
[35] Zeyer, Ernährungsstile als Schönheitspraktiken, S.11.
[36] vgl. ebd. S.11.

3. Gründe für das Scheitern beim Abnehmen

Die Mehrheit der Übergewichtigen und Adipösen ist sehr bemüht, ihr Gewicht zu reduzieren. Doch in den meisten Fällen gelingt dies nicht.[37] Christoph Klotter erklärt dieses Phänomen mit folgender Aussage:

> *„Die um Gewichtsabnahme Bemühten sind angesichts der ausbleibenden Erfolge enttäuscht und essen angesichts der Vergeblichkeit ihrer Bemühungen potenziell mehr als davor."[38]*

Im Folgenden wird auf Aspekte eingegangen, die Initiatoren für das Fehlschlagen einer Diät sein können:

3.1. Die Theorie des „gezügelten Essens"

Mit der Bezeichnung „gezügeltes Essen" oder auch „gezügeltes Essverhalten" wird die Tendenz bezeichnet, die Kalorienaufnahme soweit einzuschränken, dass ein Verlust des Körpergewichts hervorgerufen oder dieses zumindest gehalten wird.[39] Das gezügelte Essen wird somit als „längerfristige oder überdauernde Verhaltenstendenz verstanden."[40] Essenziell ist, dass der Begriff lediglich die Absicht einer geringeren Energiezufuhr beschreibt und keineswegs die erfolgreiche Durchsetzung des Vorhabens.[41]

Richard Nisbett, ein ehemaliger Student des emeritierten Professors der Columbia University, Stanley Schachter (1922-1997)[42], stellte anhand einer Literaturanalyse fest, dass das Körpergewicht biologisch festgelegt ist.[43] Jenes biologisch vorgegebene Körpergewicht wird in Bezug auf die Theorie des gezügelten Essens als Setpoint definiert.[44] Nisbett schlussfolgerte aus

---

[37] vgl. Klotter, Einführung Ernährungspsychologie, S.20.
[38] ebd. S.20.
[39] vgl. Pudel; Westenhöfer, Ernährungspsychologie, S.132.
[40] ebd. S.133.
[41] vgl. ebd. S.133.
[42] Nelson, Bob: Stanley Schachter, Psychologist, S.75.
[43] vgl. Pudel; Westenhöfer, Ernährungspsychologie, S.134.
[44] vgl. Edwards, Motivation and Emotion, S.71.

seinen Erkenntnissen, dass Übergewichtige bei dem Versuch abzunehmen, ein Körpergewicht unter ihrem biologisch festgelegtem Setpoint anstreben und somit mit ständiger Nahrungsdeprivation zu kämpfen haben.[45]

Die Theorie des gezügelten Essens basiert auf zwei zentralen Hypothesen.[46] Volker Pudel und Joachim Westenhöfer, deutsche Ernährungspsychologen, formulieren jene Hypothesen mit folgenden Worten aus:

> *„Die erste Hypothese besagt, daß [sic!] gezügelte Esser mehr essen, wenn die selbst auferlegte Einschränkung der Nahrungsaufnahme unterbrochen oder gestört wird. (...)*
>
> *Die zweite zentrale Hypothese stellt fest, daß [sic!] erhöhte Externalität eine Folge des gezügelten Essens ist, und die erhöhte Externalität der Adipösen darauf zurückgeführt werden kann, daß [sic!] Adipöse aufgrund des sozialen Drucks eher gezügelt essen und sich damit in einem Energiemangel unterhalb ihres Setpoints halten."[47]*

3.1.1. Laborexperiment

Diese grundlegenden Hypothesen bestätigen sich in einer 1979[48] durchgeführten Untersuchung, in der ein, so wurde den Versuchspersonen mitgeteilt, hochkalorischer[49] Milchshake ausgeteilt wurde. Anschließend wurde das Essverhalten der teilnehmenden Personen dokumentiert. Es stellte sich heraus, dass jene Personen die zuvor angaben, gezügelt zu essen, mehr zu sich nahmen als Personen, die dies nicht von sich behaupteten.[50]

---

[45] vgl. Raats; Shepherd, The Psychology of Food Choice, S.375
[46] vgl. Pudel; Westenhöfer, Ernährungspsychologie, S.136.
[47] ebd. S.137.
[48] ebd. S.139.
[49] Strien, On the Relationship Between Dieting and „Obese"and Bulimic Eating Patterns, S.83.
[50] vgl. Pudel; Westenhöfer, Ernährungspsychologie, S.139.

3.1.2. Essanfälle

Eine erhöhte Nahrungszufuhr, in Form von Essanfällen, kann eine Reaktion auf „psychische und/oder physiologische Deprivationserscheinungen"[51] sein. Je stärker das gezügelte Essverhalten ausgeprägt ist, desto intensiver wird versucht, die entstandene Deprivation mit solch einem Essanfall zu kompensieren.[52] Sogenannte Heißhungerattacken treten am häufigsten gegen 15 Uhr auf, „denn um diese Zeit gerät unser Körper in ein natürliches Leistungstief."[53] Heißhungerattacken hinterlassen häufig ein schlechtes Gewissen, welches wiederum zu dem natürlichen Bedürfnis führt, „das emotionale Erleben verbessern zu wollen – beispielsweise mit übermäßigem Essen."[54]

Doch eine verminderte Nahrungsaufnahme muss nicht zwangsweise mit einem Essanfall enden und somit in einen „Teufelskreis"[55] übergehen. In Diätratgebern finden sich die unterschiedlichsten Methoden, um hier vorzubeugen und die Lust auf das Essen zu zügeln. Eine häufig genannte Methode ist die Lockerung der selbstauferlegten Vorsätze, wie zum Beispiel dem Verzicht von Pommes Frites oder Eis während der Diät.[56] Mit diesem Ansatz lässt sich die Deprivation in Grenzen halten.

Des Weiteren ist ein bewusstes Verständnis über die Diskrepanz des physischen und psychischen Hungers von essenzieller Bedeutung für die Vermeidung eines Essanfalls. Gewisse körperliche Signale machen die Unterscheidung möglich.

Die physiologischen Untersuchungen zum Hunger basieren meist auf einer Defizittheorie.[57] Physischer Hunger nimmt gleichmäßig zu und macht sich erst mehrere Stunden nach der letzten Mahlzeit bemerkbar.[58] Außerdem wirkt die eingenommene Mahlzeit sättigend und hinterlässt

---

[51] ebd. S. 155.
[52] vgl. ebd. S.158-159.
[53] Ploog, Schlank Psychologie, S.53.
[54] Besser-Siegmund, Nie wieder Heißhunger!, S.7.
[55] ebd. S.7.
[56] vgl. Wansink, Essen ohne Sinn und Verstand, S.132.
[57] Gniech, Essen und Psyche, S.16-17.
[58] vgl. Wansink, Essen ohne Sinn und Verstand, S.116.

ein Gefühl der Zufriedenheit.[59] Ein weiteres eindeutiges Signal des physischen Hungers äußert sich durch ein spürbares körperliches Verlangen nach Essen unterhalb der Halspartie.[60]

Physischer Hunger ist überlebensnotwendig und garantiert unserem Körper einen Energievorrat in Hungerzeiten.[61]

Der psychische Hunger hingegen agiert als Antagonist und macht sich oberhalb der Halspartie bemerkbar. Oft tritt er in Form eines Geschmackes auf, und das Verlangen nach der gewünschten Speise bleibt selbst dann bestehen, wenn die Sättigung schon erreicht ist.[62] Emotionaler Hunger kann außerdem durch das Hinterfragen seiner eigenen Bedürfnisse festgestellt werden.[63] Die um Gewichtsreduktion bemühte Person kann, mit an sich selbst gerichteten Fragen, ihr Inneres und ihre Bedürfnisse besser verstehen und folglich geschickter agieren. Die Fragen sollten sich inhaltlich mit dem aktuellen Gefühlszustand befassen und hinterfragen, ob der Hunger jene Gefühle nur kompensieren soll.[64]

Der psychische Einfluss auf unser Hungerempfinden ist gewaltig[65] und wird stark durch das Angebot an Nahrung beeinflusst.[66] Psychologin Gisla Gniech sieht das Hungergefühl vieler Menschen in der heutigen Zeit als ein fehlerhaftes Signal und weist auf den Nahrungsüberfluss und dem damit einhergehenden Überkonsum hin.

> *„Hunger ist ein defizitärer physiologischer Zustand, der physische und psychische Empfindungen auslöst, die zu einem bestimmten Verhalten führen. [...] Man kann davon ausgehen, daß [sic!] im Sinne einer ökonomisch-effektiven Kosten-Nutzen-Rechnung normalerweise eine optimale Essen- oder Futtersuche stattfindet, d. h. [sic!] es wird das gewählt, das schnell, ohne viel Energieeinsatz erreichbar, sättigend und wohlschmeckend ist. Unsere heutige Zivilisation bietet einen solchen Überfluß*

---

[59] vgl. ebd.S.116.
[60] vgl. ebd. S116.
[61] vgl. Sieber-Mahler, Kursbuch Stoffwechsel, S.28.
[62] vgl. Wansink, Essen ohne Sinn und Verstand, S.116.
[63] vgl. Grillparzer, Hey Heißhunger, ab jetzt bin ich der Boss! S.178.
[64] vgl. ebd. S.178.
[65] vgl. Rittorf; Müller (u.a.), Grundriß [sic!] der gesamten praktischen Medizin, S.523.
[66] vgl. Gniech, Essen und Psyche, S.18.

[sic!] an Nahrung an, daß [sic!] erstens wenig Energie für die Beschaffung notwendig ist und zweitens der Anreiz einen größeren Appetit entstehen läßt [sic!], als physiologisches Defizit vorhanden ist."[67]

Angeführte Auslöser für Hunger psychischen Ursprungs machen eine Differenzierung zu physischem Hunger, für die Vermeidung eines Essanfalls, notwendig.

3.2. Der Einfluss von Emotionen

Neben dem bewussten Verzicht auf Essen und der daraus resultierenden Deprivation, die in den meisten Fällen in einem Essanfall Befriedigung findet, spielen bei dem Versuch abzunehmen Emotionen eine wichtige Rolle.

Emotionen und die mit ihnen verbundenen Essensvorlieben und –verhaltensweisen sind meist […] tief in uns verwurzelt.[68] Ein wichtiger Faktor für die Stärke der Ausprägung des Zusammenhangs von Essverhalten und Emotionen sind Kindheitserfahrungen.[69] Essen spielt in der Erziehung oft eine Rolle „mal als Belohnung, mal als Druckmittel."[70] In Belastungssituationen können ein Gericht, ein Dessert oder ein Snack ablenken und den Fokus auf etwas Positiveres als die unangenehmen Gedanken richten.[71] Allzu häufig kommt es vor, dass Eltern die etwaigen Nervenanfälle ihrer Kinder schnellstmöglich mit einer kleinen Süßigkeit „therapieren".[72] Der Gedanke, dass etwas Süßes stimmungsaufhellend wirkt und verzehrt wird, wenn wir verletzt sind, eine schwierige Situation bewältigen müssen oder wir uns nicht gut fühlen, bleibt in uns verankert und geht weit über das Kindesalter hinaus.[73]

---

[67] ebd. S.18.
[68] Holst, Klug essen – gesund bleiben, S.9.
[69] vgl. Kunz, Essen statt stressen, S.73.
[70] ebd. S.73.
[71] vgl. Holst, Klug essen – gesund bleiben, S.25.
[72] vgl. Kunz, Essen statt stressen, S.75.
[73] vgl. ebd. S.75.

3.2.1. Frustessen

Das Ziel des Frustessens liegt darin, Schmerz und Frust eben zu betäuben.[74] Brian Wansink, ein US-amerikanischer Professor, stellte im Zuge einer Befragung über das „Lieblingstrostessen"[75] von 1004 Amerikanern die These auf, dass nicht nur der Genuss Trost spenden würde, sondern auch die an das Essen verknüpften Erinnerungen.[76]

Darüber hinaus bemerkte Wansink einen erheblichen Unterschied bei den Auswertungen der männlichen und weiblichen Teilnehmer. Männer tendierten dazu, eine warme Speise als besonders Trost spendend einzustufen, während Frauen besonders häufig Süßigkeiten wie Schokolade als ihren Favoriten wählten. Der geschlechtsspezifische Unterschied hängt laut Wansink mit dem verbundenen Aufwand der Essenszubereitung zusammen. Männer assoziierten mit warmen Speisen „im Mittelpunkt der Aufmerksamkeit ihrer Mutter oder ihrer Partnerin zu stehen"[77], während Frauen jene Gerichte mit Arbeit in Verbindung brachten.[78]

„Wenn Lebensmittel Genuss erzeugen, wird die Erinnerung daran im Gehirn gespeichert; sie sorgt anschließend dafür, dass wir beim Anblick dieses Lebensmittel erneut zugreifen."[79] Aufgrund des eben beschriebenen Phänomens wird in der Fachliteratur dazu geraten, kalorienärmere Nahrungsmittel mit positiven Ereignissen zu verbinden und so neue Assoziationen zu schaffen.[80]

3.2.2. Stress

In Belastungssituationen werden vom Körper verstärkt die Hormone Cortisol und Insulin produziert. Diese beiden Hormone fördern das Hungergefühl, und der Appetit auf zucker- und fetthaltige Sachen steigt rapide.[81] Nach dem Verzehr der ersten Bissen kommt es „zur Dopamin-, Oxytocin und Serotoninausschüttung, einem ordentlich großen Cocktail Glückshormone."[82]

---

[74] vgl. Jacken, Abnehmen im Überfluss: Eine Reise ins Glück, S.67.
[75] Wansink, Essen ohne Sinn und Verstand, S.117.
[76] vgl. ebd. S.117.
[77] ebd. S.118.
[78] vgl. ebd. S.118.
[79] Sitskoorn, Du willst es doch auch, S.169.
[80] vgl. Wansink, Essen ohne Sinn und Verstand, S.133.

Der Versuch, Anspannungen durch den Verzehr von Nahrungsmitteln zu lösen, „ist kein Zeichen von Willensschwäche, es sind tief im Gehirn verankerte Prozesse."[83] Personen, denen Nahrung als Kompensation für ihren Stress dient, essen in Belastungssituationen, bis ihre negativen Gefühle gemindert oder gar verschwunden sind.[84]

Besonders ambivalent wird diese Situation bei Personen, die um das Abnehmen bemüht sind.[85] Die bevorstehende Diät belastet die Psyche und löst Stress im Körper aus.[86] Erinnerungen an den Verzicht oder den strengen Diätplan einer bereits durchgeführten Diät, können diesen Stress auslösen oder verstärken.[87] Häufig haben Betroffene Angst vor einem nicht zufriedenstellenden Resultat oder dem Scheitern ihrer Diät und produzieren schon im Vorhinein „Abnehmstressoren".[88]

 Um eine vermehrte Nahrungszufuhr aufgrund von Stress zu vermeiden, rät Marion Grillparzer, Ernährungswissenschaftlerin und Autorin im Bereich Gesundheit, mit Bewegung und Entspannung entgegenzuwirken.[89] Somit fällt ein großer Teil des Alltagsstresses weg. Die Stressoren müssen für ein erfolgreiches Abnehmen entschärft werden.[90] Praktisch gesehen bedeutet dies: Weniger oft auf die Waage zu steigen und die sich selbst auferlegten Einschränkungen nicht zu übertreiben.[91]

3.2.3. Dopamin

Der Grund für übermäßiges Essen liegt nicht immer an einem schlechten Gefühlszustand. Manchmal bietet das Essen selbst genügend Anreize um eine Diät zu missachten.

---

81 vgl. Kunz, Essen statt stressen, S.56.
82 ebd. S.57.
83 Kunz, Essen statt stressen, S.56.
84 vgl. Schobert, Nie mehr Stress-Esser, S.26.
85 vgl. ebd. S.28.
86 vgl. ebd. S.27.
87 vgl. ebd. S.28.
88 Schobert, Nie mehr Stress-Esser, S.29.
89 Grillparzer, GLYX: So macht Stress nicht länger dick, S.22.
90 vgl. Schobert, Nie mehr Stress-Esser, S.29.
91 vgl. ebd. S.29.

„Dr. David Kessler, langjähriger Chef der amerikanischen Gesundheitsbehörde FDA (Food and Drug Administration)"[92] erstellte 2011 eine ausführliche Studie über jene Faktoren, die seiner Auffassung nach daran beteiligt sind, dass immer mehr Menschen ihre Essgewohnheiten ändern.[93] Ihm zufolge besitzen Inhaltsstoffe, „die im Hinblick auf die Evolution für das Überleben und die Entwicklung des menschlichen Körpers und Gehirn notwendig waren"[94], einen „besonders hohen Genusswert."[95] Dieser These zufolge erscheinen Lebensmittel, die sich aus der richtigen Menge von Fett, Zucker und Salz zusammensetzten, als besonders attraktiv.[96] Die Lebensmittelindustrie nützt dieses Wissen für die Herstellung von einer „perfekten Kombination dieser drei Nahrungsbestandteile"[97] und versucht sie möglichst ballaststoffarm zu halten, damit das Produkt „in größerem Umfang und über einen längeren Zeitraum aufgenommen werden kann."[98]

Mehrere Tierstudien mit Ratten manifestieren die These von Kessler. In jener Studie waren die Tiere dazu gezwungen, über ein Stromgitter zu laufen, um an ihr Essen zu gelangen. Es zeigte sich, dass die Tiere nur dazu bereit waren, wenn sich am anderen Ende des Gitters ein fett- und zuckerreicher Leckerbissen befand.[99] Außerdem wurde in diesen und weiteren Tierstudien festgestellt, „dass Fett, Salz und Zucker in Verbindung mit bestimmten sinnlichen Eigenschaften unserer Lebensmittel, wie Geruch und visuelle Attraktivität, die Produktion des Neurotransmitters Dopamin im Gehirn stimulieren."[100]

Diese Wirkung erzeugt einen „teuflischen Kreislauf."[101] Die Journalistin Doris Kraus beschreibt, basierend auf Kesslers Untersuchungen, das Problem mit folgenden Worten:

„Eine Verpackung oder ein Essensgeruch agieren als Hinweisreiz, setzen die Dopaminproduktion in Gang, diese treibt uns zur Nahrungsaufnahme, die wiederum

---

[92] Sitskoorn, Du willst es doch auch, S.168-169.
[93] vgl. ebd. S.168-169.
[94] ebd. S.169.
[95] ebd. S.169.
[96] vgl. Kraus, Fett-Zucker-Salz.
[97] Sitskoorn, Du willst es doch auch, S.170.
[98] ebd. S.170.
[99] ebd. S.170.
[100] ebd. S.170.
[101] Kraus, Fett-Zucker-Salz.

Somit entsteht ein Zyklus, der schwer zu durchbrechen ist. Besonders die ständige Präsenz von Reizen, die im Alltag stimulierend wirken können, erschweren den Widerstand. Die Dopaminproduktion kann nämlich durch wesentlich mehr als durch Genussmittel angeregt werden. Alle möglichen Orte, Personen, Werbungen, Dinge und Emotionen können mit Essen assoziiert werden und somit zur Nahrungsaufnahme anregen.[102]

---

[102] vgl. Sitskoorn, Du willst es doch auch, S.171.

4. Neuropsychologischer Ansatz

Die Ärzte Marion Reddy und Iris Zachenhofer zeigen in ihrem Buch „Kopfsache schlank" eine interessante Perspektive zum Thema Abnehmen aus neurologischer Sicht. Für die beiden Autorinnen stehen die grundlegenden, neurologischen Möglichkeiten bei einer Gewichtsabnahme fest:

> *„Das Gehirn hat vier Systeme, die uns beim Abnehmen helfen können. Die Basalganglien, den Hypothalamus, das Belohnungssystem und den präfrontalen Cortex. Wir müssen nur die Basalganglien neu programmieren, den Hypothalamus austricksen, das Belohnungssystem umpolen und den präfrontalen Cortex aktivieren."*[103]

4.1. Die Basalganglien

Die Basalganglien sind eine Ansammlung von Kernen, die vor allem an der Basis des Vorderhirns liegen. Sie bestehen zum einen aus dem Nucleus caudatus und dem Putamen, die zusammen auch als Striatum bezeichnet werden. [...][104] Vor einer motorischen Aktivität werden die Basalganglien aktiviert und bereiten den Körper auf die anschließende Bewegung vor.[105] Die Basalganglien haben auch wichtige Funktionen beim motorischen Lernen sowie bei höheren kognitiven Leistungen, die nicht mit motorischer Kontrolle zusammenhängen.[106]

Im Zusammenhang mit dem Prozess des Abnehmens, spielt die Kognition der Basalganglien bei den erlernten Verhaltensmustern eine entscheidende Rolle.[107] Die Routine in der Ernährung ist in den Basalganglien gespeichert.[108] Diese muss, wenn das Verhaltensmuster für erfolgreiches Abnehmen unvorteilhaft gespeichert ist, neu erlernt werden.[109] Das ist ein schwieriger Prozess,

---

[103] Reddy; Zachenhofer, Kopfsache schlank, S.29.
[104] Reichert, Neurobiologie, S.148.
[105] vgl. ebd. S.148.
[106] Reichert, Neurobiologie, S.148.
[107] vgl. Reddy; Zachenhofer, Kopfsache schlank, S.35.
[108] vgl. ebd. S.35.
[109] vgl. ebd. S.35.

denn die Aufgabe der Basalganglien ist, „dass sie uns das Denken und Entscheiden im Sinne ihrer Programmierung abnehmen."[110]

> *„In der Lerntheorie, genauer der behavioristischen Lerntheorie, die aus Modellen und Hypothesen besteht, die Lernvorgänge psychologisch beschreiben sollen, gibt es den Begriff der »operanten Konditionierung«. Er bezeichnet den natürlichen Vorgang einer Reaktion auf bestimmte Reize. Verhalten, das unmittelbar angenehme Folgen für uns hat, zeigen wir demnach öfter, was in der Lerntheorie »Verhaltensverstärkung« heißt."[111]*

Nach diesem Prinzip verhält sich der Mensch, wenn er eine vermeintlich wohltuende Nahrung zu sich nimmt und sich während und direkt nach dem Verzehr, besser fühlt.[112] Der Mensch hat eine programmierte Ernährungsweise, die es zu ändern gilt, falls der Bedarf besteht.[113] Diese Änderung des Verhaltens unterliegt, laut den Neurochirurginnen Reddy und Zachenhofer, gewissen Regeln, die für ein erfolgreiches Abnehmen eingehalten werden müssen.[114]

Für eine glorreiche Diät ist die anfängliche Zielsetzung bereits von großer Bedeutung. Sowohl Trainings- als auch Ernährungsplan sollten so zusammengestellt werden, dass sie den Alltag nicht erheblich dominieren und in einem realistischen Rahmen bleiben.[115] Die Diät sollte demnach keine radikalen Veränderungen beinhalten und sich schrittweise an die gewünschten Ziele annähern.[116] Besonders effektiv ist die Reaktivierung bekannter Verhaltensmuster, denn diese sind noch „im Zentrum unseres Langzeitgedächtnisses, im Temporallappen,"[117] gespeichert und können leichter antrainiert werden und müssen nicht neu erarbeitet werden.

Diverse Diätratgeber empfehlen die Niederschrift der konkreten Ziele, die, wie eben erwähnt, nicht zu hoch liegen sollten.[118]

---

[110] ebd. S.41.
[111] Reddy; Zachenhofer, Kopfsache schlank, S.42.
[112] vgl. ebd. S.42.
[113] vgl. ebd. S.44.
[114] vgl. ebd. S.50.
[115] vgl. ebd. S.50
[116] vgl. ebd. S.51.
[117] ebd. S.53.
[118] vgl. Fromm, Abnehmen mit Quantenenergie, S.41.

Wenn die ersten Schritte zum Diäterfolg erfolgreich verlaufen sind, rät Dr. Iris Zachenhofer, sollte man sich belohnen und seine Leistungen anerkennen. Die Neuropsychologin bemerkt in ihrem Buch „Kopfsache schlank", dass das „unbewusste Einüben der falschen Ernährung"[119] ebenfalls belohnt wurde und dass diese Belohnungen nun im Versuch die Ernährung umzustellen, aktiv geschehen müssen, weil sie nicht mehr vom Unbewusstsein übernommen werden.[120]

Durch diese Schritte, kann sich in den Basalganglien ein neues Verhaltensmuster bilden und zur Gewohnheit werden.[121]

4.2. Der Hypothalamus

Das Gehirn agiert als „Schaltzentrale"[122], und hat so, unter anderem, die Aufgabe die verfügbare Energie im Körper aufzuteilen. „Es lernt aus Erfahrung der Knappheit und des Überflusses bereits während der fötalen Entwicklung, wie es seine eigene Energiezufuhr so regelt, dass diese immer ausreichend ist."[123] „Das Gehirn holt sich die Glukose, die es braucht, also jenen Einfachzucker, in den unser Körper im Prinzip alle Nahrungsmittel aufspaltet, und kümmert sich erst danach um den restlichen Körper."[124]

Der Hypothalamus steuert im Hormonsystem „als oberste vermittelnde Instanz zwischen dem Nerven- und Hormonsystem, [...] über das vegetative Nervensystem und über die Ausschüttung hypophyseotroper Hormone [...]."[125] Der Hypothalamus regelt unter anderem den Blutzuckerspiegel und nützt, wenn dieser abfällt, alle ihm zur Verfügung stehenden Mittel, um für die Versorgung der Energiezufuhr zu

garantieren.[126] Durch diese Regulation entsteht das Phänomen der Heißhungerattacken.[127]

---

[119] Reddy, Zachenhofer, Kopfsache schlank, S.57.
[120] vgl. ebd. S.57.
[121] vgl. ebd. S.65-67.
[122] ebd. S.73.
[123] Biesalski, Unsere Ernährungsbiografie, S.114.
[124] Reddy, Zachenhofer, Kopfsache schlank, S.73.
[125] Helm, Endnokrinologie, S.1.
[126] vgl. Reddyy, Zachenhofer, Kopfsache schlank, S.74.
[127] vgl. ebd. S.74.

Heißhungerattacken können vermindert bis nahezu völlig vermieden werden, in dem der Blutzuckerspiegel konstant bleibt, denn so kann der Hypothalamus nicht auf einen Abfall des Blutzuckerspiegels reagieren.[128] Am besten wird diese Kontinuität durch den Verzehr von Lebensmittel, die eine geringe Glykämische Last (kurz: GL) haben, erreicht.[129] Der Blutzuckerspiegel wird bei Lebensmitteln mit einer niedrigen Glykämischen Last nicht stark verändert und gibt dem Hypothalamus keine Signale für eine Reaktion.[130] Bei dem Verzehr von Lebensmitteln mit einer hohen Glykämischen Last, wie beispielsweise Toastbrot, Datteln oder Reis, bildet der Körper, aufgrund des Zuckers, der ins Blut gelangt, Insulin. Das Insulin wird wiederum dafür benötigt, den Zucker aus dem Körper zu schaffen, und durch diesen Prozess fällt der Blutzuckerspiegel so weit hinab, dass der Hypothalamus Alarm schlägt.[131]

Bei einer Ernährung, mit dem Ziel der Gewichtsreduktion, ist es demnach essenziell auf die Einnahme von Produkten mit einer niedrigen Glykämischen Last zu achten.

4.3. Das Belohnungszentrum

„Die Basis des Belohnungssystems liegt im Mittelhirn. Sie besteht aus der Zellgruppe [...] Area tegmentalis sowie der Substantia Nigra, einem Hirnteil, der durch seinen hohen Gehalt an Eisen und Melanin dunkel gefärbt ist. Die Evolution hat in diesem System einige Funktionen eingebaut, die das Überleben und die Weiterentwicklung unserer Spezies dienen, mit dem immer gleichen aber für uns sehr erstrebenswerten Geschenk: Es schüttet in unserem Gehirn Dopamin aus."[132]

Das Belohnungszentrum ist um die Ausschüttung von Dopamin bemüht.[133] Essen ist ein oft zugänglicher und schneller Weg für die Produktion dieses Botenstoffes und sollte im Fall einer Diät ersetzt werden. Allerdings besteht, bei einer Lebensmittelreduktion, weiterhin die Möglichkeit, Essen als Dopaminquelle zu nutzen.[134] Dopamin-Neurone weisen bei der

---

[128] vgl. ebd. S.76.
[129] vgl. ebd. S.77.
[130] vgl. ebd. S.77.
[131] vgl. ebd. S.79.
[132] Reddy, Zachenhofer, Kopfsache schlank, S.107.
[133] vgl. ebd. S.113.
[134] vgl. ebd. S.119.

Ankündigung einer Belohnung eine höhere Aktivität auf, „als bei der Belohnung selbst."[135]
Dieses beobachtete Verhalten legt nahe, dass die Vorfreude auf das Essen die Dopamin
Ausschüttung, gegenüber dem tatsächlichen Verzehr der Mahlzeit, übersteigt.[136] Es empfiehlt
sich, laut Reddy und Zachenhofer, die geplanten Mahlzeiten so lange wie möglich hinaus zu
zögern und der Zubereitung der Speisen besondere Aufmerksamkeit zu widmen.[137]

4.4. Der präfrontale Cortex

Der präfrontale Cortex ist hinter der Stirn, über den Augenhöhlen lokalisiert.[138] Der präfrontale
Cortex kann als Gegenspielers des Belohnungssystems betrachtet werden.[139] Er entscheidet
rational und nimmt Bedürfnisse nicht wahr.[140] Um ihn zu aktivieren, was in einer Diät den
Vorteil von weniger irrationalen Essensentscheidungen mit sich bringt, erfordert es einige
Verhaltensänderungen, beziehungsweise Maßnahmen.[141] Der präfrontale Cortex ist bei
Planungen aktiviert und unterstützt deren Durchsetzung.[142] Ziele, die schriftlich festgehalten
werden, sind eher zu erreichen als jene, die nur in unserem Kopf existieren.[143] „Das belegt eine
Studie des französischen Neurowissenschaftlers Etienne Koechlin, der sich gemeinsam mit
seinem Team mit den vorderen Anteilen des präfrontalen Cortex beschäftigte."[144]

Die Planung des Trainings- oder Ernährungsplanes sollte gründlich und schriftlich festgehalten
werden, damit der präfrontale Cortex optimal stimuliert werden kann.[145] Durch häufiges Lesen
des Planes gelangt die Information durch den präfrontalen Cortex in unser Unbewusstsein und
bleibt dort, im besten Fall, verankert.[146] Wenn die Ziele durch diese Methode erreicht werden
können, setzt unser Körper Dopamin frei, und wir fühlen uns besser.[147]

---

[135] ebd. S.119.
[136] vgl. ebd. S.119.
[137] vgl. ebd. S.120.
[138] vgl. ebd. S.175.
[139] vgl. Gernheimer; Raab, Neuromarketing, S.156.
[140] vgl. Reddy, Zachenhofer, Kopfsache schlank, S.176.
[141] vgl. ebd. S.177.
[142] Reddy, Zachenhofer, Kopfsache schlank, S.177.
[143] vgl. ebd. S.177.
[144] ebd. S.177.
[145] vgl. ebd. S.188.
[146] vgl. ebd. S.189.
[147] vgl. ebd. S.189.

Zusätzlich zu einer genauen Planung ist es hilfreich, seine Ziele zu visualisieren. Diese Visualisierung sollte möglichst konkret sein und so häufig wie möglich ins Gedächtnis gerufen werden.[148]

---

[148] vgl. ebd. S. 179.

5. Auswege aus der Falle des Seelenhungers

Trotz der vorliegenden wissenschaftlichen Ergebnisse und dem Wissen über diese, fällt es dem Individuum nicht immer leicht, sein Ernährungsverhalten umzustellen und dieses konsequent durchzuziehen. Da die äußeren Einflüsse den Menschen mit zunehmendem Alter in seinem Essverhalten stärker beeinflussen, fällt der Prozess des Abnehmens schwer.[149]

Aus jenen Gründen wird im Folgenden speziell auf die praktischen Hilfsmittel und Tricks eingegangen, die der Psyche als Unterstützung in einem Abnehmprozess dienen.

Als wohl wichtigster Aspekt ist zu nennen, dass der Verzehr der Nahrung bewusst geschehen sollte. Die Person, die nach einem geringeren Gewicht strebt, sollte sich der Einnahme ihrer Speisen bewusst sein und die ungefähre Kalorienanzahl kennen. Daher ist es zu empfehlen, sich nicht mit Essen zu belohnen oder ein Mahl zu sich zu nehmen, wenn man währenddessen abgelenkt ist.[150] Grundvoraussetzung für die Möglichkeit das Essen bewusst einzunehmen, ist die Beseitigung jeglicher Stressoren. Entspannungsübungen können hier positiv wirken und in weiterer Folge eine bewusste Nahrungsaufnahme ermöglichen.[151]

Ein weiterer praktikabler Tipp für das Abnehmen ist, auf die Größe des Tellers zu achten, auf der das Essen platziert wird. Ein großer Teller wird tendenziell mit mehr Essen gefüllt als ein kleinerer. Außerdem wird dem Gehirn wesentlich später ein Sättigungsgefühl vermittelt, wenn der Teller größer ist. Überdies hinaus reduziert sich die aufgenommene Nahrungsmenge, wenn der Teller bläulich ist und nicht den handelsüblichen Farben entspricht. Dieser Effekt lässt sich darauf zurückführen, dass unser Gehirn unbewusst Signale aufnimmt, die ihm vermitteln, dass etwas Bläuliches auf dem Teller liegt. Da jene Farbe kaum in der Natur vorkommt, gibt das Gehirn eher den Befehl, die Nahrungsaufnahme zu stoppen und es wird weniger konsumiert.[152]

Allein die Art und Weise, wie das Essen serviert wird, erzielt bereits einen großen Effekt bei der Menge des Konsums. So rät Autorin Marie Langenwasser:

---

[149] vgl. Mühlich, Übergewicht als Politikum?. S.24.
[150] vgl. Brüggemann; Hinderberger(u.a.), Warum Diäten schheitern, S.129.
[151] vgl. ebd. S.92.
[152] vgl. Rosenberger. Ziel: Abnehmen? Weg: Deiner!. S.203.

> *„Vermeiden Sie es, Schüsseln, Töpfe oder Bratpfannen auf den Esstisch zu stellen. Besser ist es, wenn Sie das Essen noch in der Küche auf die Teller legen. Ein kleiner psychologischer Trick, damit man von kleineren Portionen satt wird, ist der, dass man kleine Portionen auf kleineren Esstellern anrichtet und sie so größer erscheinen lässt. Dadurch kann man seine Psyche überlisten und fühlt sich auch nach einer kleinen Portion schon relativ satt. Wenn Sie das Essen schon in der Küche auf Tellern anrichten und die Töpfe dann auch dort stehen lassen, hat dies noch einen weiteren Vorteil: Wenn Sie sich noch einen Nachschlag holen wollen müssen Sie vom Tisch aufstehen und sich die Mühe zu machen, eine kleine Strecke bis zur Küche zurücklegen müssen."[153]*

Selbstverständlich ist das Abnehmen auch sehr stark davon abhängig, was auf den Teller kommt und wie es zubereitet ist. Zu diesem Bereich einer Diät wurde bereits eine Vielzahl an Ratgebern herausgegeben, die sich teilweise stark in ihrem Inhalt unterscheiden. Der Großteil jener erschienenen Bücher ist sich einig, wenn es um die Vermeidung beziehungsweise die Reduktion bestimmter Nahrungsmittel geht. So stimmen die meisten Autoren überein, dass eine Reduktion von tierischen Lebensmitteln förderlich für eine Diät ist.

Der Autor Allen Carr rät seinen Lesern sogar während einer Diät und idealerweise auch im weiteren Verlauf, vollkommen auf Fleisch zu verzichten. Er gibt in seinem Buch „Endlich Wunschgewicht" zu bedenken, dass Fleisch kaum Kohlenhydrate und Ballaststoffe enthält. Diese Nahrungsbestandteile sind aber wesentlich für den Verdauungsprozess eines Menschen und sein Wohlbefinden.[154]

In weiterer Folge spricht Carr davon, dass es nötig ist, seine neuen, fleischlosen Essgewohnheiten zu verinnerlichen. Damit dies gelingt, ist es wichtig seine Psyche umzustellen und Gerichte ohne Fleisch mit positiven Eigenschaften zu assoziieren.[155]

---

[153] Langwassser, Abnehmen ohne Diät, S.51.
[154] vgl. Carr, Endlich Wunschgewicht, S.66.
[155] vgl. ebd, S.67-72.

6. Fazit

Gemäß den meisten Autoren ist eine diätische Maßnahme zur Reduzierung des Körpergewichts erfolgreich, wenn das Individuum ein Bewusstsein für seine Essgewohnheiten schafft und willig ist jene zu ändern. Wie sich an der in Kapitel fünf erwähnten Diät laut Carr erkennen lässt, setzen einige Diätratgeber auf eine fleischlose Ernährung und eine reduzierte Aufnahme von tierischen Produkten.

Aus der verwendeten Literatur gehen unterschiedliche Ansätze hervor, die deutlich aufzeigen, dass der Prozess des Abnehmens sehr individuell ist und durch verschiedenste Methoden unterstützt werden kann. Die psychischen Faktoren lassen sich auf die Majorität beziehen und dienen daher als gute Unterstützung bei dem Versuch abzunehmen.

Die Analyse der aktuellen Ernährungssituation in Industrienationen zeigt deutlich, dass eine Gewichtsreduktion - aus gesundheitlichen sowie persönlichen Gründen - für einen steigenden Prozentsatz der Menschen erstrebenswert ist. Daher ist die Auseinandersetzung mit dem Essverhalten und den Folgen des „gezügelten Essens" essenziell. Häufig resultiert letzteres in Essanfällen, mit denen sich auch diese vorwissenschaftliche Arbeit beschäftigt, die verdeutlichen, dass ein reiner Nahrungsverzicht kaum zu einem gewünschten Ergebnis führt. Außerdem wird das Essverhalten oft von Emotionen dominiert. Dieses Phänomen kann sich bei Personen, die um eine Gewichtsreduktion bemüht sind, wesentlich verstärken. Für Betroffene ist es daher wichtig, einen kontrollierten Umgang mit Emotionen zu finden, der sich nicht auf das Essverhalten auswirkt.

Die Umstellung der Ernährung kann laut neuropsychologischen Ansätzen mit praktikablen Änderungen des Verhaltens erreicht werden. Die Verhaltensweisen des Menschen lassen sich durch eine Umschulung für eigene Zwecke manipulieren und können so zu einer erfolgreichen Gewichtsabnahme beitragen.

Der Mensch wird täglich von psychischen Faktoren gelenkt, wie besonders die behandelte Thematik aufzeigt. Gleichzeitig lassen sich aber eben jene durch Änderungen des individuellen Verhaltens auch für positive Effekte nützen.

Literaturverzeichnis

Arens-Azevêdo, Ulrike; Pletschen, Renate; Schneider, Georg: Ernährungslehre. zeitgemäß praxisnah. 12. Aufl. Köln: Bildungsverlag EINS, 2015.

Besser-Siegmund, Cora: Nie wieder Heißhunger! Wie Sie den täglichen Attacken widerstehen und sie auf Dauer vergessen. Insulin – der unbekannte Auslöser. Ursachen erkennen, die Psyche überlisten. o. Aufl. Stuttgart: TRIAS Verlag, 2004.

Biesalski, Hans Konrad: Unsere Ernährungsbiografie. Wer sie kennt, lebt gesünder. 1. Aufl. München: Albrecht Knaus, 2017.

Bittdorf, Alexander; Müller, Eduard (Hrg.) (u.a.): Grundriß [sic!] der gesamten praktischen Medizin. 2. Aufl. Berlin: Springer-Verlag, 1931.

Brüggemann, Gela; Hinderberger (u.a.): Warum Diäten scheitern. 1.Aufl. München: Gräfe und Unzer, 2006.

Carr, Allen: Endlich Wunschgewicht. 1.Aufl. München: Wilhelm Goldmann Verlag, 2000.

Edwards, David C.: Motivation and Emotion. Evolutionary, Physiological, Cognitive and Social Influences. 2. Aufl. California: SAGE Publications, 1999.

Flemmer, Andrea: Nervennahrung. Das richtige Essen für starke Nerven und ein gutes Gedächtnis. 2. Aufl. Hannover: Schlütersche, 2011.

Frey, Dieter; Hoyos, Carl Graf (Hrg.): Psychologie in Gesellschaft, Kultur und Umwelt. Handbuch. 1. Aufl. Basel: Beltz Verlag, 2005.

Fromm, Maria: Abnehmen mit Quantenenergie. Schlank durch energetische Selbsthilfe- eine Anleitung. o. Aufl. Norderstedt: BOB, 2011.

Gernsheimer, Oliver; Raab, Gerhard (u.a.): Neuromarketing. Grundlagen – Erkenntnisse – Anwendungen. 2.Aufl. Wiesbaden: Gabler, 2009.

Gniech, Gisla: Essen und Psyche. Über Hunger und Sattheit, Genuß und Kultur.o. Aufl. Berlin: Springer-Verlag, 1995.

Grillparzer, Marion: GLYX: So macht Stress nicht länger dick. 1. Aufl. München: Gräfe und Unzer, 2013.

Grillparzer, Marion: Hey Heißhunger, ab jetzt bin ich der Boss! 2. Aufl. München: Gräfe und Unzer, 2013.

Hansen, Andreas: Adipositas-ein Überblick. Studienarbeit. 1. Aufl. Norderstedt: GRIN Verlag, 2009.

Hauner, Dagmar; Hauner, Hans: Übergewicht-endlich gesund abnehmen. Die besten Methoden, um viel Gewicht zu verlieren, Medikamente, OPs. 1. Aufl. Stuttgart: Georg Thieme Verlag, 2006.

Helm, Saskia: Endokrinologie. Ein kurzer Überblick über das Hypthalamus-Hypophysen System. Studienarbeit. Med. Hochschule Hannover Klinik für Psychiatrie Sozialpsychiatrie und Psychotherapie. 2011.

Holst, Susanne: Klug essen – gesund bleiben. 2. Aufl. Berlin: Rowohlt Verlag, 2009.

Huber, Gerhard: Normalgewicht- das Deltaprinzip. Grundlagen und Module zur Planung von Kursen. 1. Aufl. Köln: Deutscher Ärzte-Verlag, 2009.

Jacken, Ulla: Abnehmen im Überfluss: Eine Reise ins Glück. o. Aufl. Norderstedt: BoD – Books on Demand, 2012.

Klotter, Christoph (Hrg.): Einführung Ernährungspsychologie. o.Aufl. München: Ernst Reinhardt Verlag, 2007.

Kraus, Doris: Fett-Zucker-Salz: Warum wir alle zu viel essen. (03.04.2011.) URL: http://diepresse.com/home/leben/ausgehen/647130/FettZuckerSalz_Warum-wir-alle-zu-viel-essen (Zugegriffen: 28.07.2017)

Kunsthistorisches Museum Wien: Rubens. Kraft der Verwandlung. URL: https://www.khm.at/rubens2017/ (Zugegriffen: 03.09.2017)

Kunz, Martin: Essen statt stressen. Ganz entspannt abnehmen. 1.Aufl. München: Wilhelm Goldmann Verlag, 2011.

Langwasser, Maria: Abnehmen ohne Diät. o.Aufl. Bonn: Edition Lempertz, 2014.

Manitz, Theresa: Schönheitsbilder in Frauenzeitschriften. Eine soziologische Analyse. o. Aufl. Hamburg: Diplomica Verlag,2013.

Mühlich, Felissa: Übergewicht als Politikum?. Normative Überlegungen zur Ernährungspolitik. 1.Aufl. Berlin: Springer-Verlag, 2008.

Nelson, Bob: Stanley Schachter, Psychologist, 75. (12.09.1997.) URL: http://www.columbia.edu/cu/record/23/02/29.html (Zugegriffen: 20.07. 2017)

Oberbeil, Klaus: Gesundes Essen – gesunde Gene. So stellen Sie mit dem richtigen Essen Ihre Gene auf Gesundheit. Das Ernährungsprogramm für Körper und Psyche. 1. Aufl. Hannover: Schlütersche, 2011.

Ploog, Susanne: Schlank Psychologie. Ab jetzt bin ICH stärker. o. Aufl. Norderstedt: BoD – Books on Demand, 2014.

Pudel, Volker; Westenhöfer, Joachim: Ernährungspsychologie. Eine Einführung. o.Aufl. Göttingen: Hogrefe, 1991.

Raats, Monique; Shepherd, Richard: The Psychology of Food Choice. o. Aufl. Wallingford: CABI Head Office, 2006.

Reddy, Marion; Zachenhofer, Iris: Kopfsache Schlank. Wie wir über unser Gehirn unser Gewicht steuern. o. Aufl. Wien: edition a, 2016.

Rosenberger, Laura: Ziel: Abnehmen? Weg: Deiner!. Entdecke deinen Figurtypen und erreiche deine Traumfigur!. 2.Aufl. Norderstedt: BoD – Books on Demand, 2016.

Schobert, Astrid: Nie mehr Stress-Esser. Heißhunger zähmen. Einfach schlank werden. 1. Aufl. Hannover: Schlütersche, 2011.

Sieber-Mahler, Martina: Kursbuch Stoffwechsel. Hunger oder Appetit? Warum wir die Unschuld beim Essen verloren haben. 2.Aufl. München: Südwest Verlag, 2011.

Sitskoorn, Magriet: Du willst es doch auch. Warum uns das Gehirn sündigen lässt. o. Aufl. Köln: Bastei Lübbe,2012.

Strien, Tatjana van: On the Relationship Between Dieting and „Obese"and Bulimic Eating Patterns. (10.04.1995.) URL:

http://repository.ubn.ru.nl/bitstream/handle/2066/28695/28695.pdf (Zugegriffen: 21.07.2017)

Verhaeren, Emile: Rubens. Übertragung von Stefan Zweig. o.Aufl. Hamburg: Severus Verlag, 2013.

Wansink, Brian: Essen ohne Sinn und Verstand. Wie die Lebensmittelindustrie uns manipuliert. o. Aufl. Frankfurt am Main: Campus Verlag, 2008.

Wolak, Magdalena: Soziale Macht der Schönheit. Berufsschönheit. Model. Magisterarbeit. Johann Wolfgang-Goethe-Universität. 2005.

World Health Organization: Body mass index. BMI. URL: http://www.euro.who.int/en/health-topics/disease-prevention/nutrition/a-healthy-lifestyle/body-mass-index-bmi# (Zugegriffen: 31.08.2017)

Wirth, Alfred: Adipositas: Epidemiologie. Ätiologie. Folgekrankheiten. Therapie. 2., überarbeitete und erweiterte Aufl. Berlin: Springer-Verlag, 2000.

Wirth, Alfred; Hauner, Hans (Hrg.): Adipositas. Ätiologie, Folgekrankheiten, Diagnostik, Therapie. 4. vollständig überarbeitete und aktualisierte Aufl. Berlin: Springer-Verlag, 2013.

Zeyer, Birgit: Ernährungsstile als Schönheitspraktiken. Eine schichtspezifische Analyse anhand von Frauenzeitschriften. o. Aufl. Hamburg: Bachelor + Master Publishing, 2013.